Luis Cruz-Villalobos

Stultifera Navis

Cantos de idiotas,
malvados, orates y otros

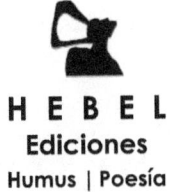

HEBEL
Ediciones
Humus | Poesía

STULTIFERA NAVIS. CANTOS DE IDIOTAS, MALVADOS, ORATES Y OTROS
© Luis Cruz-Villalobos, 2017

© HEBEL Ediciones, 2019
Colección Humus | Poesía
Santiago de Chile.

Imagen portada: grabado antiguo de la 'stultifera navis', de autoría anónima
Prólogo: Marco Sánchez Vera
Epílogo: Mauricio Invernizzi
Preludio y posludio: Silvio Rodríguez. (canciones)

ISBN: 978 170 316 5012

Libro impreso en los Estados Unidos de América

A la actual tripulación.

A mis queridos/as alumnos/as de Historia de la Psicología.

La barca de los locos (stultifera navis) simboliza una inquietud, surgida repentinamente en el horizonte de la cultura europea a fines de la Edad Media. La locura y el loco llegan a ser personajes importantes, en su ambigüedad: amenaza y cosa ridícula, vertiginosa sinrazón del mundo y ridiculez menuda de los hombres.

Michel Foucault
Historia de la Locura en la Época Clásica

Digan lo que quieran las gentes acerca de mí (pues ignoro cuán mala fama tiene la Stultitia, aun entre los más necios), sola, yo soy, no obstante, la que tiene virtud para distraer a los dioses y a los hombres.

Erasmo de Rotterdam
Stultitiae Laus (Elogio a la Locura)

—¿De qué trata ese libro, tío?
—De cómo trataban a los locos antiguamente.
—¿Y cómo los trataban?
—Una de las cosas que hacían en Europa, especialmente desde fines de la Edad Media, era subirlos a un barco y dejarlos irse solos...
—Ah... ¿y así fue cómo llegaron a América?

conversación con mi sobrino Lucas

Prólogo
VIAJAR EN ESTA NAVE

El necio y el orate a veces son vistos como sinónimos o ideas afines. En concreto, hoy, ambas distinciones son una conceptualización del otro, de esa alteridad vivida como un algo ajeno, algo que cada cual no quiere que sea suyo. De esta otredad radicalmente distinta a la de los cuerdos deviene la relativamente reciente exclusión histórica, el apartamiento a través del tamizaje llevado a cabo por los que ostentan el juicio (de realidad).

Luis Cruz-Villalobos nos lleva de paseo en esta histórica nave por aguas desconocidas y reconocidas, navegando con los ojos y oídos de esta alteridad que está en desacuerdo, fuera de la cordura, extraña y extravagante. ¿Y qué es este viaje si no una extravagancia? Vagando por tierras extranjeras, observando algo tan radicalmente distante que pareciera que damos la vuelta al globo y nos encontráramos con nuestra propia mirada interpelándonos a nuestra espalda.

Lo diferente y lo mismo, como una danza con resultado de muerte, como el fino equilibrio que nos constituye en nuestra identidad. ¿Cómo poder reconocer quién somos si no fuera por aquello diferente, por lo ajeno? ¿Cómo ser quien somos sin un prójimo? Definitivamente la alteridad nos constituye.

Así como en el prójimo, la proximidad y la distancia también bailan esta danza que constituye quien somos y quién no. Pero si ser quien somos es posibilidad, poder-ser como diría Heidegger ¿Existe la posibilidad de que nosotros, tú y yo, podamos-ser locos también? En las siguientes páginas el autor nos convida a navegar y, por qué no, naufragar por esta experiencia.

¿Cuántas personalidades de la historia del mundo han sido acusadas de locos e insensatos? El acontecer del tiempo los ha resucitado como ejemplos de insaciable búsqueda y duda.

Gracias, Luis, por permitirnos viajar en esta nave.

Marco Sánchez Vera
Psicoterapeuta

Preludio
EL HOMBRE EXTRAÑO

Era extraño aquel hombre,
o por tal lo tomaron,
porque besaba todo
lo que hallaba a su paso.
Besaba a las personas,
al perro, al mobiliario
y mordía dulcemente
la ventana de un cuarto.

Cuando salía a la calle
le iba besando al barrio
las esquinas, aceras,
portales y mercados,
y en las noches de cine
(también las de teatro)
besaba su butaca
y las de sus costados.

Por estas y otras muchas
los cuerdos lo llevaron
donde nadie lo viera,
donde no recordarlo,
y cuentan que en su celda
besaba sus zapatos,
su catre, sus barrotes,
sus paredes de barro.

Un día sin aviso,
murió aquel hombre extraño
y muy naturalmente
en tierra lo sembraron.
En ese mismo instante,
desde el cielo, los pájaros
descubrieron que al mundo
le habían nacido labios.

Silvio Rodríguez

STULTIFERA NAVIS
Cantos

Parte I
CANTOS DE IDIOTAS

1

Uno
Dos
Cuatro
Seis
Somos los idiotas
Expatriados del cielo
Somos los hijos cianóticos
O los caídos del catre
Vengan y vean
Escupimos y orinamos
En la proa y en la popa
De este barco de la muerte!

2

Fui acólito
Pero no logré entender lo suficiente
Y como no lograba entender por ejemplo
El dogma de la trinidad
Y le decía a dios
El monstruo de las tres cabezas
El padre me abofeteaba
Cada vez
Por esta u otras sandeces
Entonces un día muy claro
Me escapé
Y mis hermanos me recogieron
Con una gruesa cuerda
Al verme flotar desesperado en el gran río
Y aquí estoy ahora
Uno más entre los locos
Que se persignan con la mano izquierda
Y rezan a dioses nefastos
Que no logran existir
Ni siquiera en la noche más larga!

3

Y si el amor fuera cierto
Y si el amor lo fuera
Dime
Tú
Maldita sabandija
Dime
Cuéntame una historia
Una de amor dulce
Como las avellanas
O las fresas
Dime
Tú
Podrida larva
Dime
No me dejes aquí
Colgando del mástil mayor
A punto de saltar sin remedio!

4

Madre
Ven a buscarme
Estos hombres no me quieren
Me tratan mal
Me escupen el rostro
Me dicen que soy un tarado
No me dan leche ni miel
Solo mendrugos de pan
Que saben a tierra
Ven madre
Apura tu paso
Sal de esa tumba
En la que te dejé aquel día de invierno
En que no quisiste cerrar más tus ojos!

5

De mí se burlaban mis compañeros
También mis hermanos
E incluso mi padre
—maestro constructor de Neópolis—
Pues no lograba sumar como debía
Y mis palabras eran pocas
Pero yo me creía poeta
Soñaba ser juglar cantarín
Con esos trajes bermejos y esmeralda
Por eso una noche cualquiera
Escapé con unos trovadores borrachos
Y viví con ellos seis meses
Hasta que una banda de proscritos
Los mataron para quitarles sus instrumentos
Pero yo alcancé a escapar
Como ratón asustado
Y no encontré otra madriguera
Que esta nave
Donde todos somos alegres idiotas!

6

Tengo dos manos
Dos pies
Dos brazos
Dos piernas
Dos orejas
Dos ojos
Y una boca
Por eso
Mejor me callo
Pues de imbécil
No tengo tanto!

Parte II
CANTOS DE MALVADOS

1

Déjame reírme en tu cara
Puta vida
Puta muerte
Puta calma
Puta espera
Déjame reírme en tu espalda
Pues yo tengo la rabia
Pintada en mis ancas
Soy la maldad parida
Soy el rufián perfecto
Que mató a sus padres
Y salió corriendo
Barranco abajo
Hasta el puerto
Donde hallé el navío
De los locos y los malvados tuertos!

2

Yo escapé de la horca
Como embetunado de cebo
Pues dije unas cuantas verdades
Que nadie logró comprender
Ya que no conocían el idioma secreto
De las libélulas tornasol
Que han aprendido a comerse a sí mismas
Hasta desaparecer por completo!

3

Padre
Perdónalos porque no saben lo que hacen
Me querían crucificar
Y al final no quisieron
Porque no creen en mí
Tu santo hijo de pacotilla
Que echó a los mercaderes de tu templo
Y derribó las mesas llenas de escapularios
Y cruces realmente inservibles!

4

Me confieso
Soy malo de remate
No tengo excusas
He hecho lo que no debía
Y lo que debía nunca hice
Por eso merezco el infierno
O al menos el purgatorio unos siglos
No soy digno de ser llamado
El rey de Francia
Por eso abdico
Y pueden lanzarme encima
La sangre de mis muertos!

5

Mi señor me cortó las orejas
Por mi grandísima culpa
Y como soy calvo
Aquí pueden ver
Los horribles agujeros
Que me convirtieron
En este monstruo
Que deambulaba por las plazas
Hasta que encontró su refugio
En este hogar de bellas quimeras malsanas!

6

Mis manos son cuchillos
Mis pies son estas lanzas
Soy un excombatiente de la antigua legión
Que no le quedó más trabajo
Que ser asesino
Después de haber cercenado
El mismísimo cuello del tirano Calígula!

Parte III
CANTOS DE ORATES

1

Compramos un quintal de harina
Y luego me caí de espalda
Al bajar por una escalera rota
Las amapolas me comenzaron a hablar
De cosas que no recuerdo
Hasta que un día me convencieron
De venir aquí
Y contarles las buenas nuevas del estío
Que no se tarda en llegar!

2

Uno es dos
Dos es tres
Tres los cuartos
Cinco los estragos
Seis los infiernos
Y siete los anhelos
De campos elíseos
Como feliz Prometeo!

3

De niño vi correr el agua
Cómo cantaba!
Cómo decía cosas tan bellas!
Hasta que un día
Cautivado por su voz
Me lancé al río
Y en medio de la delicia
De aquel sonido tan perfecto
Me dormí perdido
Y amanecí de pronto
En el oscuro barco de los locos!

4

Yo oía la voz del diablo
Del mismísimo Belcebú
Pero me lo callaba
Solo decía que me zumbaban los oídos
Y que oscuras moscas volaban entre mis orejas
Moscas sucias y grotescas
Que en realidad eran demonios
Que me decían que debía decapitar
A todas las palomas
—por supuesto nunca revelé mi secreto
Y eso me sirvió de pasaje a este navío
Que es preferible a la hoguera!

5

Yo era otro
Una especie de doble
Un ser oscuro era yo
Y me daba consejos malévolos
Que casi nunca solía obedecer
Salvo aquel día
En que inicié el gran incendio de la catedral
Pero nadie lo supo
Solo yo
Y bueno
También este lacayo que habita mi cuerpo!

6

Soy el capitán
De este navío de los locos
Soy el único cuerdo
El único prudente
Sabio y sensato
He navegado los dieciocho mares
Y besado sin morir
A veinte mil sirenas
Y he oído sus cantos
Sin necesidad de estar atado
Al mástil mayor
Vencí a cíclopes y huracanes
A barcos fantasmas
Y a los más feroces piratas de renombre
Y aquí me tienen
En esta espléndida *stultifera navis*
Listo a encontrar las nuevas rutas a las indias
Circundando esta tierra que es una esfera!

Parte IV
CANTOS DE OTREDADES

1

No tengo mucho que decir
Solo sé que no logro llenar el vacío
El espacio infinito que tengo
Justo aquí en mi pecho
Y eso me ha hundido tan hondo
Que no logro emerger
Sino dentro de las bodegas oscuras
Del barco de los locos!

2

Llegamos juntos a esta trama
Nos hemos amado tanto
Como tan poco
Somos un desastre par
Que exigimos del otro
Exactamente lo que no damos
Por eso naufragamos
Tantas veces
Como horas tiene el día
Como gotas de rocío la noche!

3

Tengo un estercolero dentro
Mi antiguo curador me lo donó
Me dijo que estaba enferma de tristeza
Por los siglos de los siglos
Y que nadie podría sacarme
De mi profundo pozo
Pues mi cabeza tenía fallas
Fallas de humores amargos y oscuros
Que me atan a la melancolía
Como si fuera su frágil marioneta
Colgando de sus hilos
Muerta de pena!

4

Huelo a muerte
¿No lo sienten?
Huelo a desperdicio
¿No lo notan?
Deténganse aquí
Justo junto a mi pecho
Y descubran
Que no hay palpitar
La muerte me habita
Soy una aguda flama
Apagada!

5

Resumamos
Lo mío es breve
Simplemente
Vivo en el infierno
Del no amor
Allí persisto
Me desenvuelvo
Y me derribo
Día tras noche
Noche tras día!

6

Solo le pido al cielo y a la tierra
Que me den un horizonte
Un horizonte no más
Nada más que eso les pido
Por el amor de Dios
Un horizonte a este pobre mendigo
De ríos y mares
Pantanos y charcos
Un horizonte
Para mí
Y para todos nosotros
Los tripulantes de la *stultifera navis*
Que se va!

Parte V
LOCURA O MISTERIO

*Me detengo a veces
al borde de mí mismo
y me pregunto
si soy un loco o un misterio.*

Fernando Pessoa

De mi centro brota un sosiego
Emito voces que enlentecen la macha
Tengo un poco de prisa que se fue
En medio de la calma aguda
Niego el paso y el trote y la lucha
En este momento que todo vuela
Rozando casi la dicha de ser ave
Suspendida en la comarca del aire
Evanescente y lúcido como ninguno.

A medida que avanzo en mi silencio
Lado a lado de mi seria peregrinación

Bondadosa causa del encuentro
Orden en mi caos y brisa fresca
Rodeando mi médula gris y parda
De los recodos y los muelles que soy
En las soledades de la vida y la noche

De donde han emergido mis deudas
Emociones cuadradas y esdrújulas

Memorias del plausible desastre
Invasivo y sigiloso que me abate

Mientras escucho el mar a lo lejos
Intentando llegar a mi puerta
Sin ocultar los recios naufragios
Más drásticos que las calles frías
O que los duros errores cometidos.

Mirando hacia los horizontes íntimos
Enredado como un coral en las rocas

Pidiendo respuestas ante los enigmas
Rasgando los lienzos de mis desvelos
Esgrimiendo promesas de la sabiduría
Gustando las inquisiciones lúcidas
U omitiendo los riscos de la banalidad
No ceso de cantar abierto como flor
Todo lo que me inquieta en mi centro
O me llama a una respuesta profunda.

Si fuese simplemente un abismo vivo
En medio del océano de las penumbras
Riesgo de vida y muerte que se adviene

Una especie de tormenta azul y roja
Negada a la crueldad de ser la misma

Lánguida por no tener el peso exacto
O la dulce medida que todos precisan
Como una cuota de luz y calor propio
Ocre sin embargo pues no logra volar.

Solo y abruptamente repleto de noche
Elevada y llena de estrellas sin nombre
Responsable de los destinos de muchos

Urgente como el pan nuestro del día
No apto para quienes solo piden datos

Múltiples y variables como los males
Ineludiblemente precisos y razonables
Sino propios de seres alados y lúcidos
Tendientes a dar el paso veloz en falso
En medio de la incerteza de la vida
Riéndose como niños de lo que es
Insistiendo que no se puede circundar
Orión ni con los dedos de la razón aguda.

Epílogo
SONETO DEL LOCO

Doctor, he sentido el agua corriendo,
raudos sus pasos no dejan dormir,
por dentro del cráneo quieren salir,
gritos del agua me lo iban diciendo.

Todas las gotas se estaban riendo,
abriendo mis ojos quieren salir.
¡Eso, dijo, no lo va a permitir!
Mientras, el haldol se estaba absorbiendo.

Aunque me prescriban antipsicóticos,
por nada saltaría del trapecio,
no cambio mi pensamiento estrambótico.

Usted creerá que yo soy un necio,
lo vemos en sus apuntes caóticos,
pero ser un loco no tiene precio.

Mauricio Invernizzi
Médico psiquiatra

Postudio
ALA DE COLIBRÍ

Hoy me propongo fundar
un partido de sueños,
talleres donde reparar
alas de colibríes.
Se admiten tarados,
enfermos, gordos sin amor,
tullidos, enanos,
vampiros y días sin sol.

Hoy voy a patrocinar
el candor desahuciado,
esa crítica masa de Dios
que no es pos ni moderna.
Se admiten proscritos,
rabiosos, pueblos sin hogar,
desaparecidos, deudores
del banco mundial.

Por una calle
descascarada
por una mano
bien apretada.

Hoy voy a hacer asamblea
de flores marchitas,

de deshechos de fiesta infantil,
de piñatas usadas,
de sombras en pena
—del reino de lo natural—
que otorgan licencia
a cualquier artefacto de amar.

Por el levante,
por el poniente,
por el deseo,
por la simiente,
por tanta noche,
por el sol diario,
en compañía
y en solitario.

Ala de colibrí,
liviana y pura.
Ala de colibrí
para la cura.

Silvio Rodríguez

ÍNDICE GENERAL

Prólogo: Viajar en esta nave   9

Preludio: El hombre extraño   13

Parte I: Canto de idiotas   19

Parte II: Canto de malvados   33

Parte III: Canto de orates   47

Parte IV: Canto de otredades   61

Parte V: Locura o misterio   75

Epílogo: Soneto del loco   87

Posludio: Ala de colibrí   91

*Los poemas de Stultifera Navis fueron escritos el
16 y 17 de julio en Poñén, Concepción,
el 22 de julio de 2017, en Curicó,
y el 26 de junio de 2019
en Santiago
de Chile.*
LXV

www.ingramcontent.com/pod-product-compliance
Lightning Source LLC
Chambersburg PA
CBHW020550220526
45463CB00006B/2256